感冒，快走开！

邓旭　罗云涛　主编

U0376374

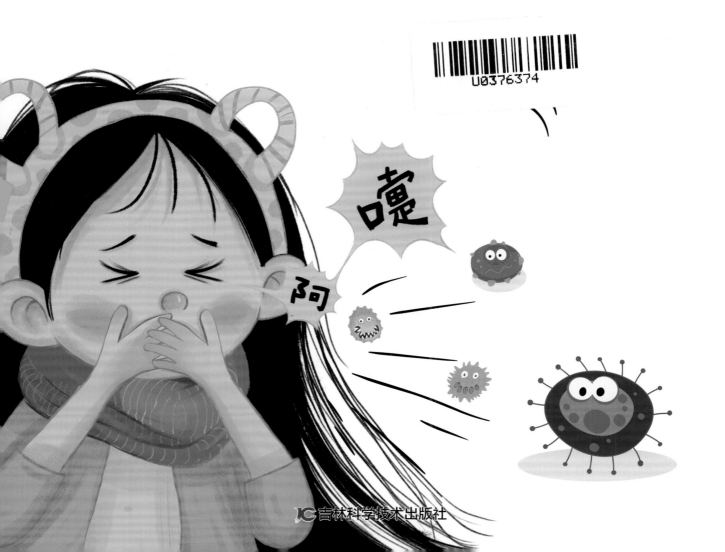

吉林科学技术出版社

玥玥一直打喷嚏、咳嗽、流鼻涕，妈妈担心地说："我的宝贝，是不是感冒了呀？"

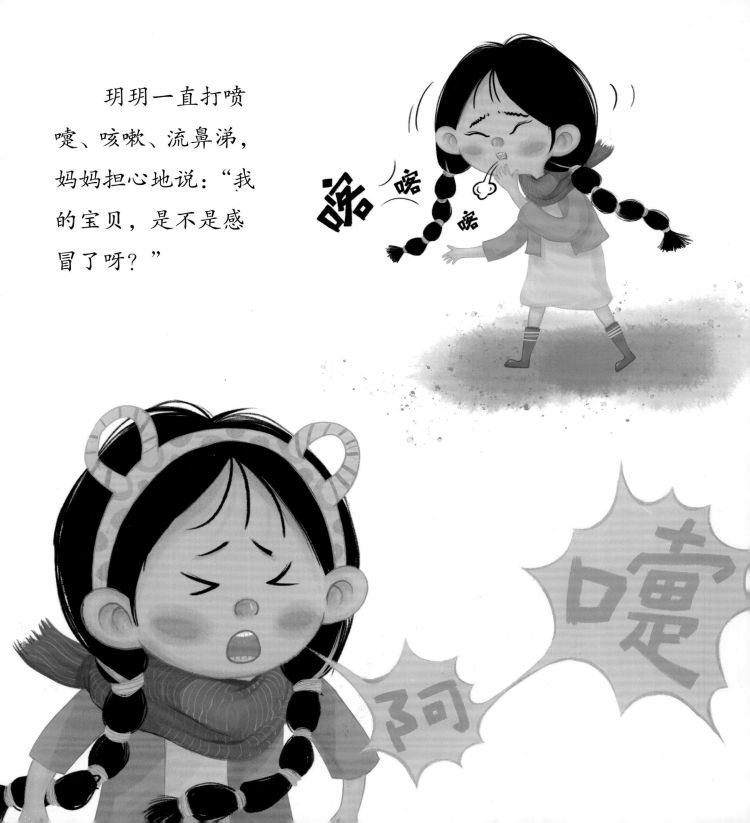

玥玥很疑惑，
"感冒？妈妈，感
冒是什么呀？"

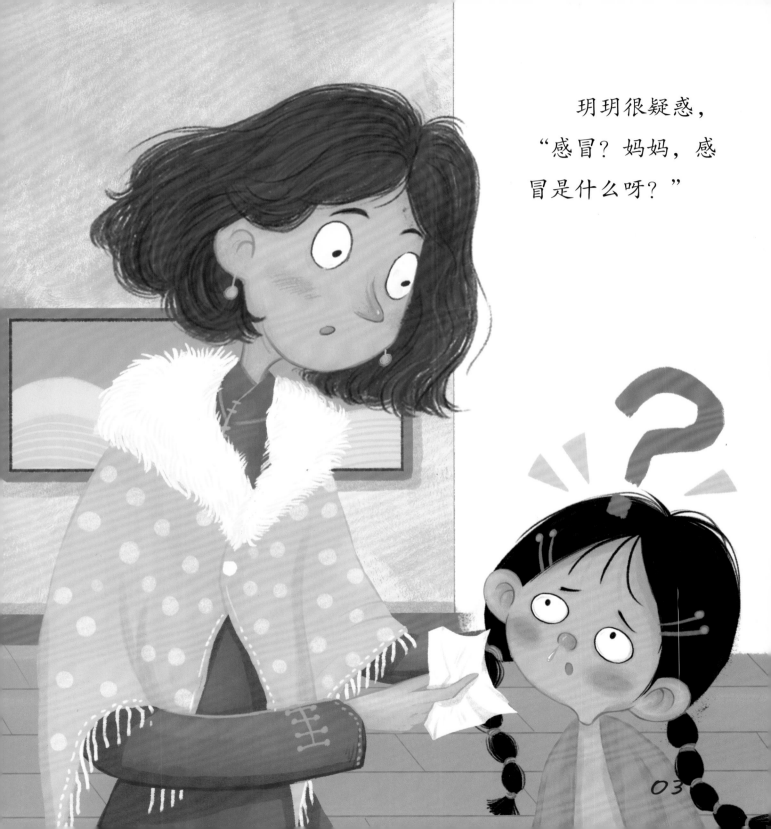

03

妈妈说："感冒是一种呼吸道疾病，感冒时会有一些难受的症状，比如咳嗽、嗓子疼、打喷嚏、流鼻涕、鼻塞、头疼、没力气、没食欲等。"

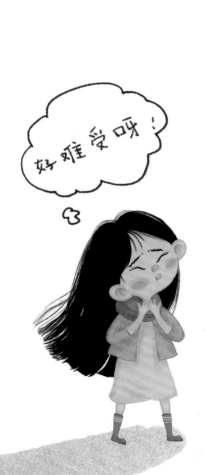

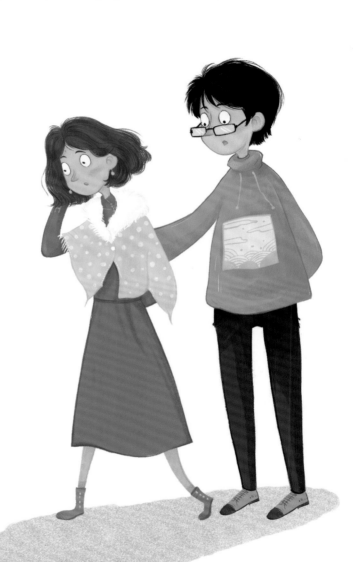

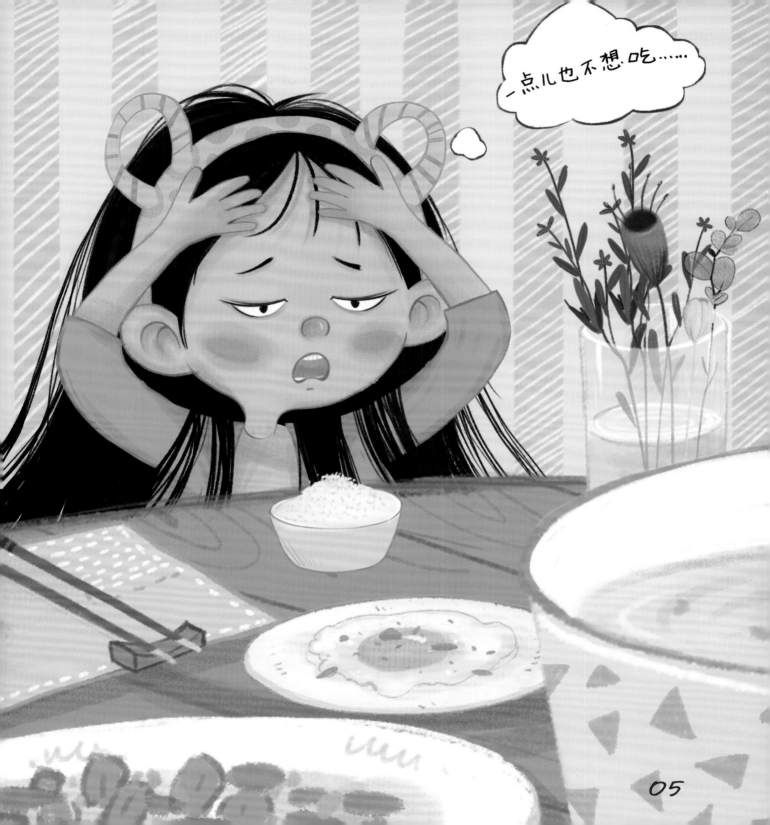

05

"咳！咳！"玥玥又开始咳嗽了。

"玥玥，咳嗽的时候记得要用手捂住嘴巴然后去洗手哟，因为手上面有病毒，会传染给别人的！"妈妈说道。

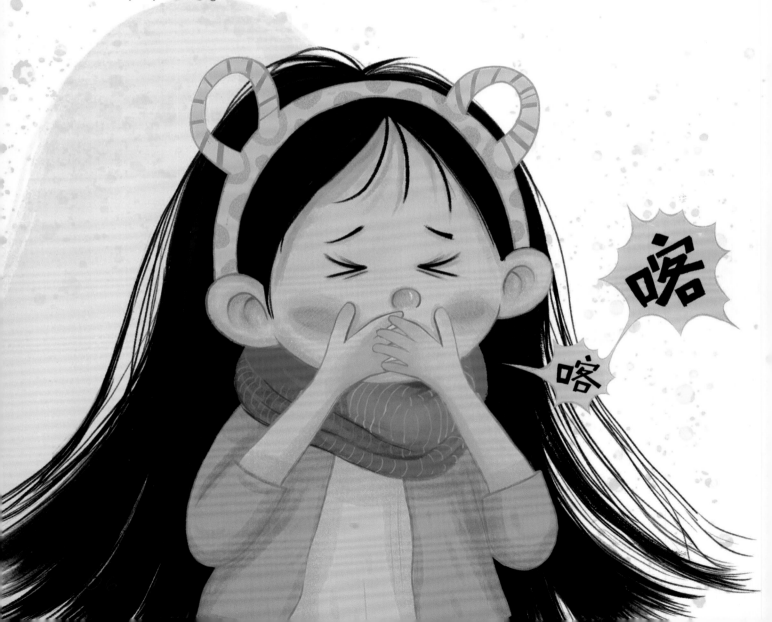

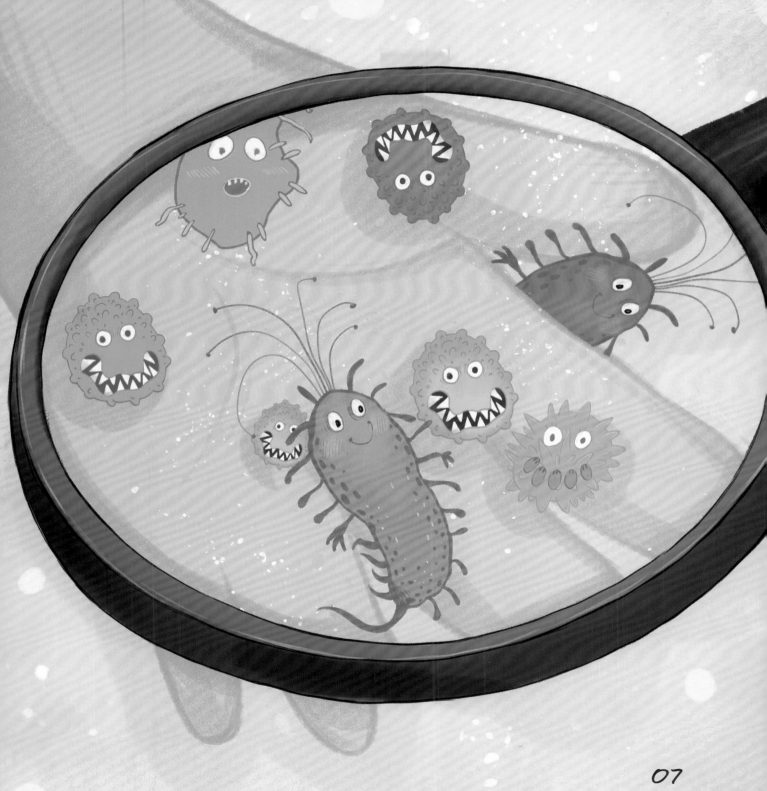

手上的病毒会传染吗？那早上和明明牵手了，他用手摸过鼻子、嘴巴、脸，还揉过眼睛，那病毒会传染给他吗？玥玥疑惑并担心着。

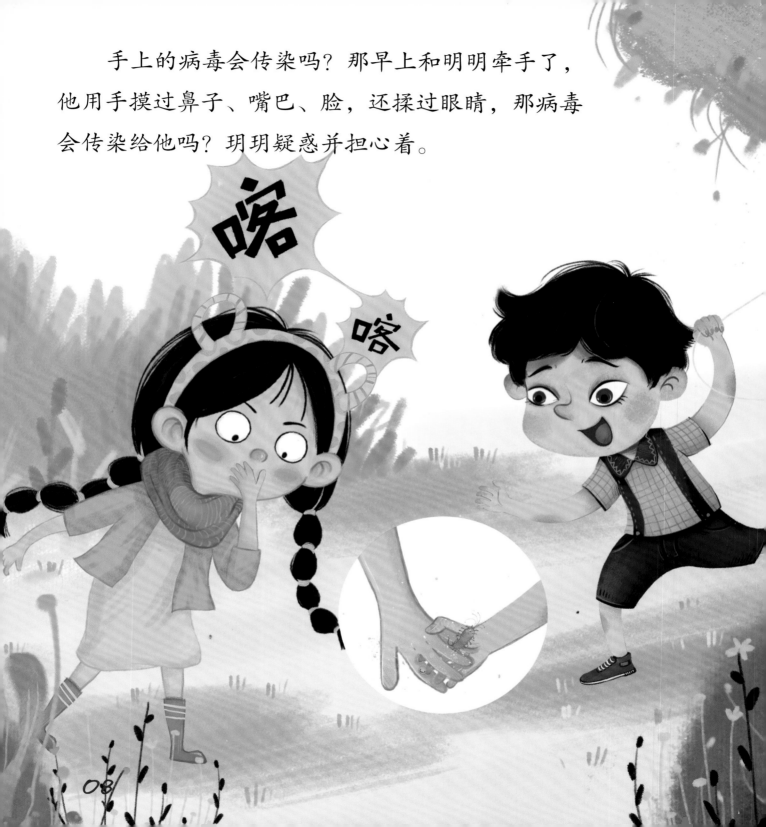

果然，明明回家后就出现了打喷嚏、咳嗽的症状。

病毒从他的手上进入了鼻子和咽喉，病毒最喜欢这些地方了，它能在这里繁殖生长。

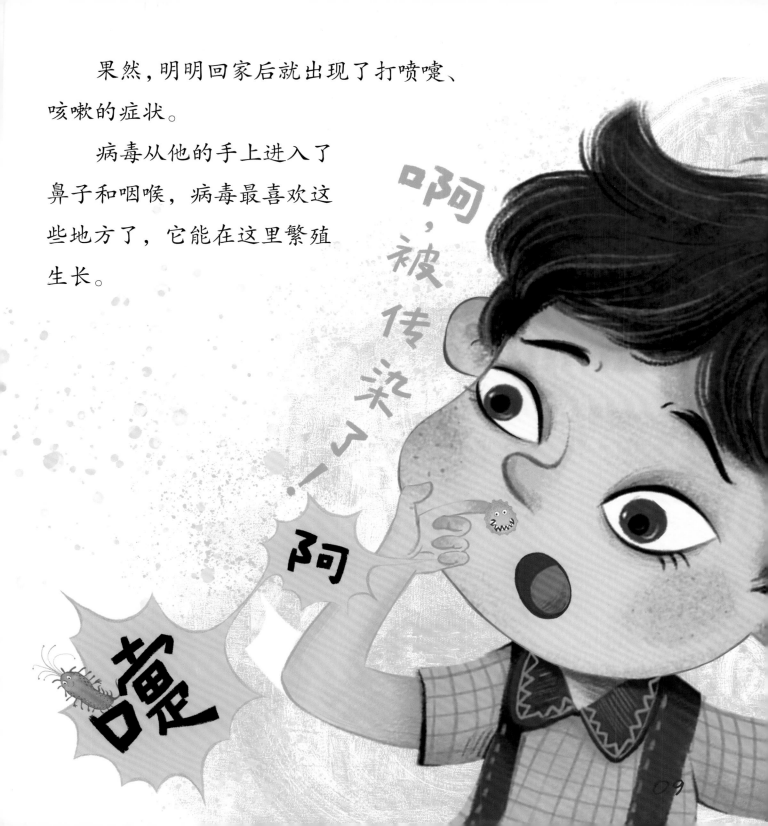

09

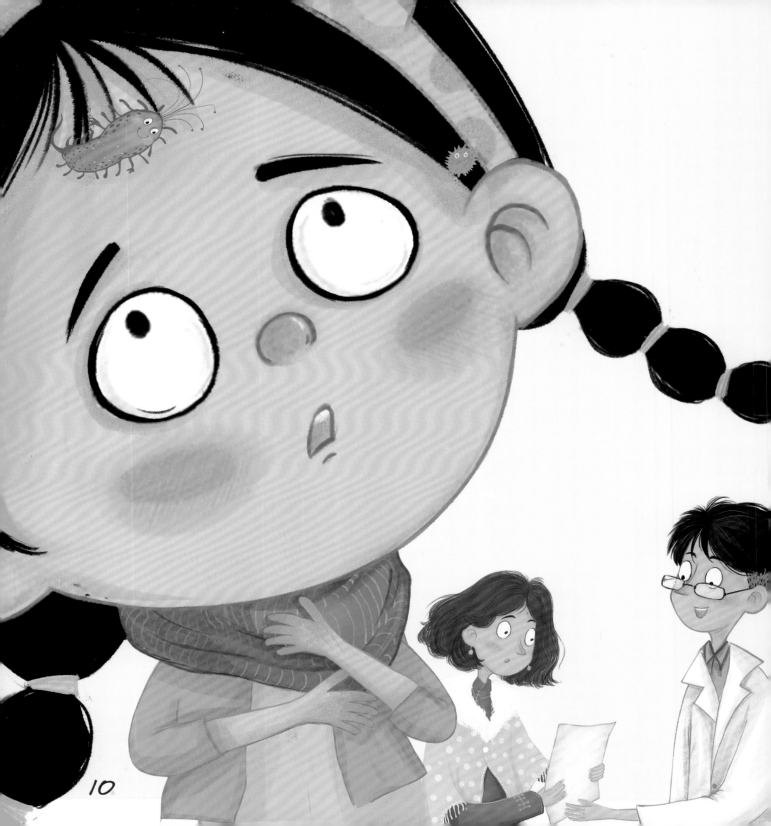

玥玥还是觉得很不舒服，妈妈便决定带玥玥去看医生。

医生说："小朋友，这可能是病毒感染引起的感冒哟。病毒是很狡猾的，它可能会偷偷藏在我们的身边，它可以通过很多种方式进行传播，比如空气、食物、水源等。它有时候会藏在我们的皮肤表面，有时候还会藏在书桌、餐具等生活物品上，当我们接触到这些带有病毒的物品时，病毒可能就会趁机跑到我们身体里！"

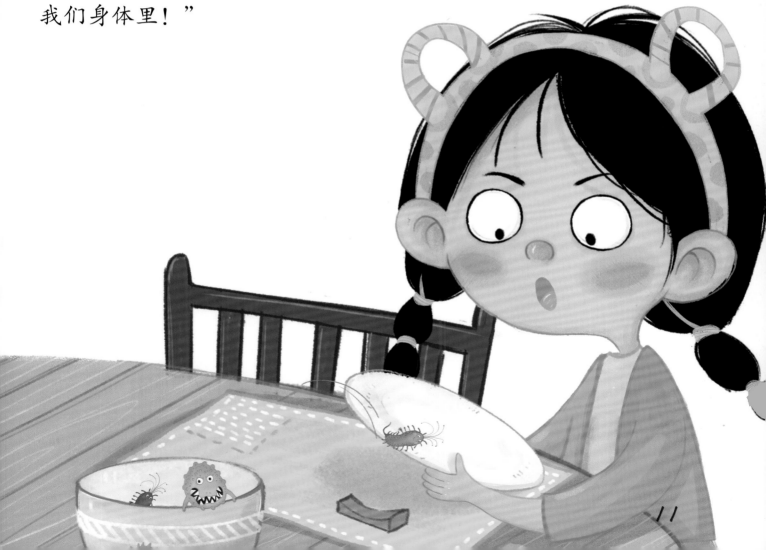

11

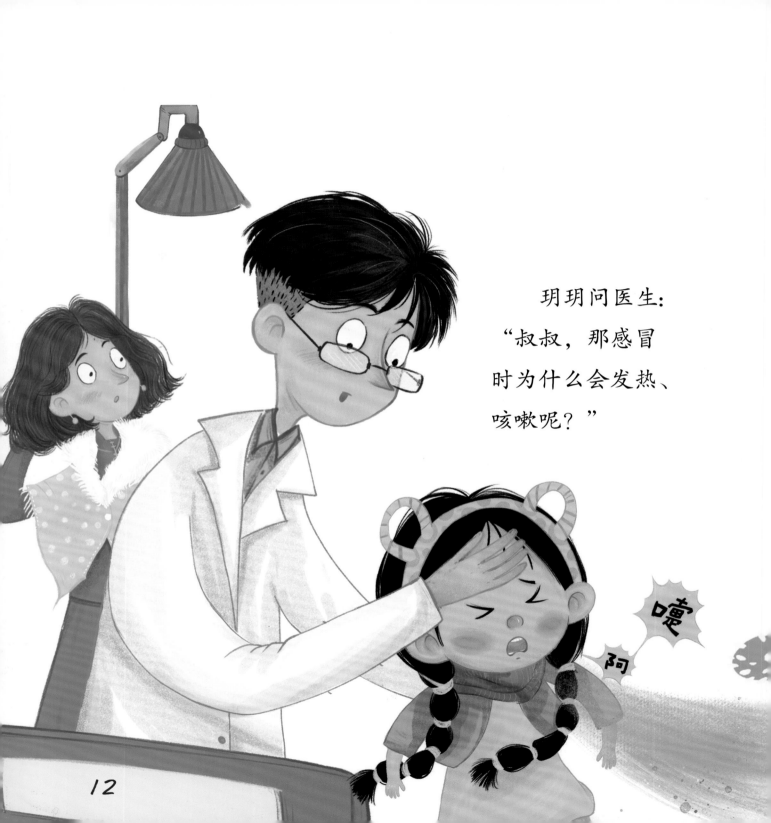

玥玥问医生：
"叔叔，那感冒
时为什么会发热、
咳嗽呢？"

12

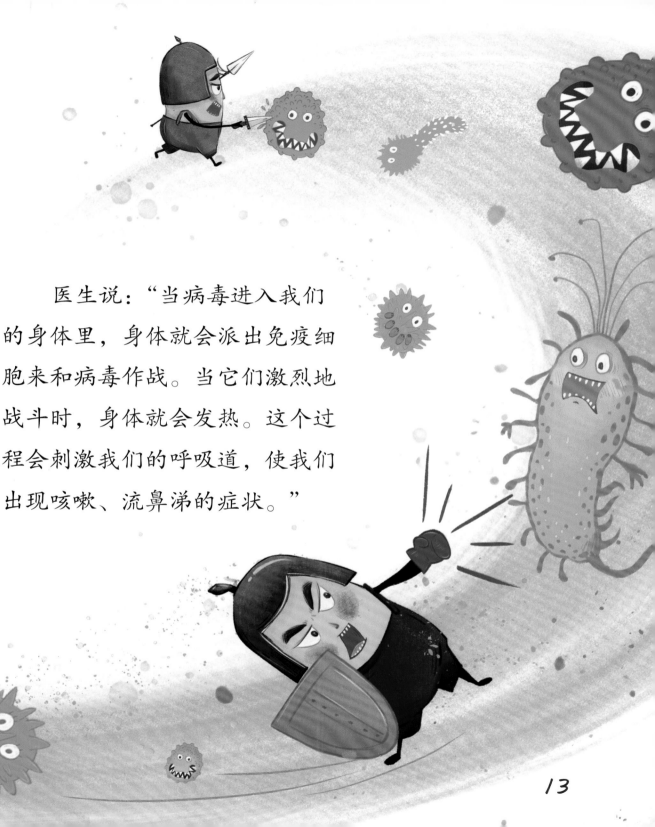

医生说："当病毒进入我们的身体里，身体就会派出免疫细胞来和病毒作战。当它们激烈地战斗时，身体就会发热。这个过程会刺激我们的呼吸道，使我们出现咳嗽、流鼻涕的症状。"

"当体温超过39℃就是高热，高热很危险，要及时看医生，多喝水，按时吃药。"

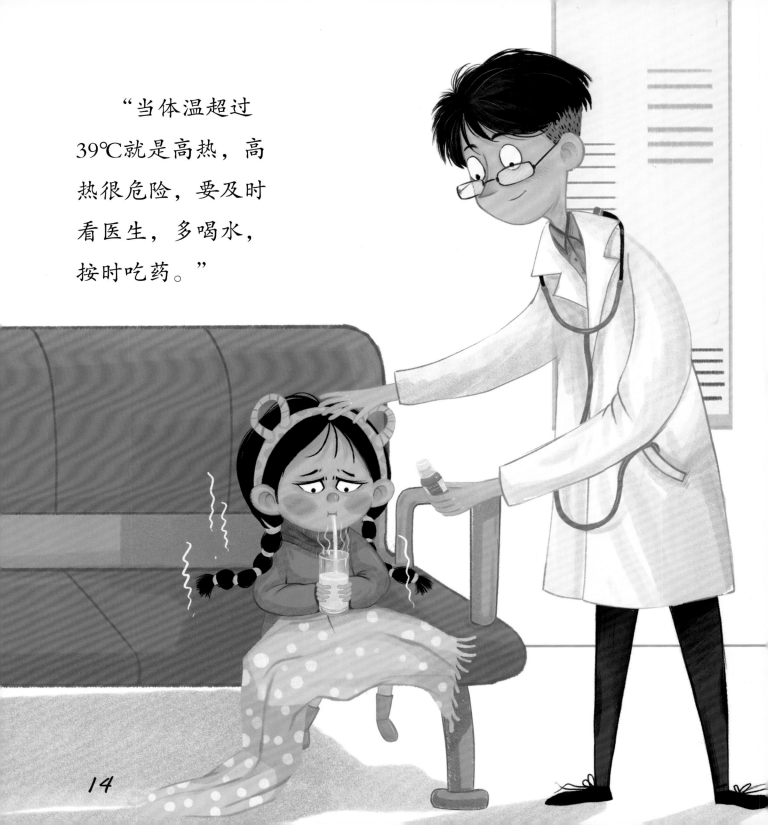

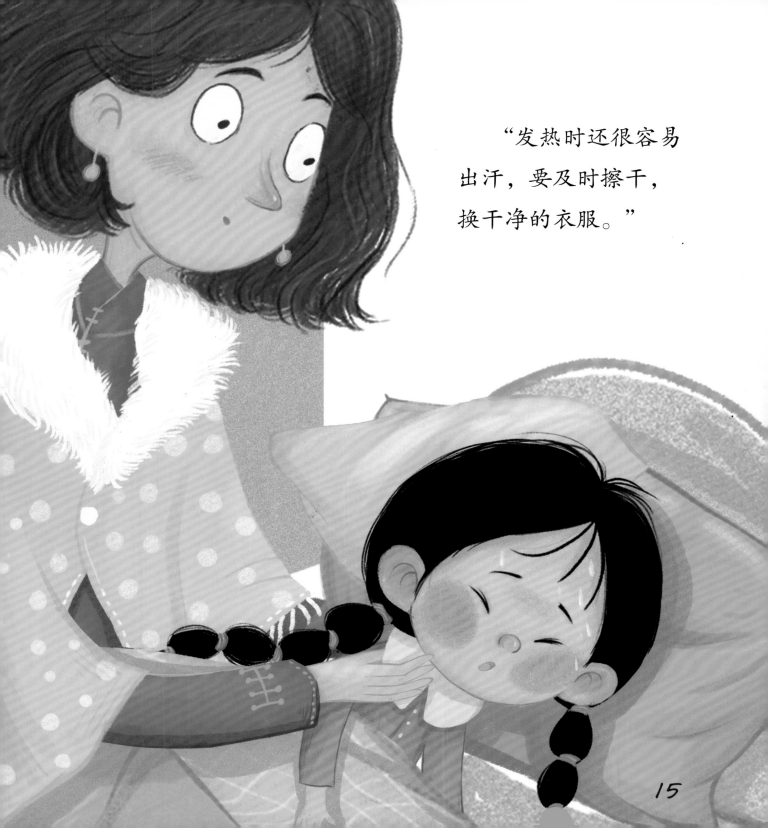

"发热时还很容易
出汗，要及时擦干，
换干净的衣服。"

15

医生叔叔向玥玥妈妈交代了很多孩子感冒时要注意的事项：

第一，感冒了一定要记得戴好口罩，这样可以防止病毒传染给别人。

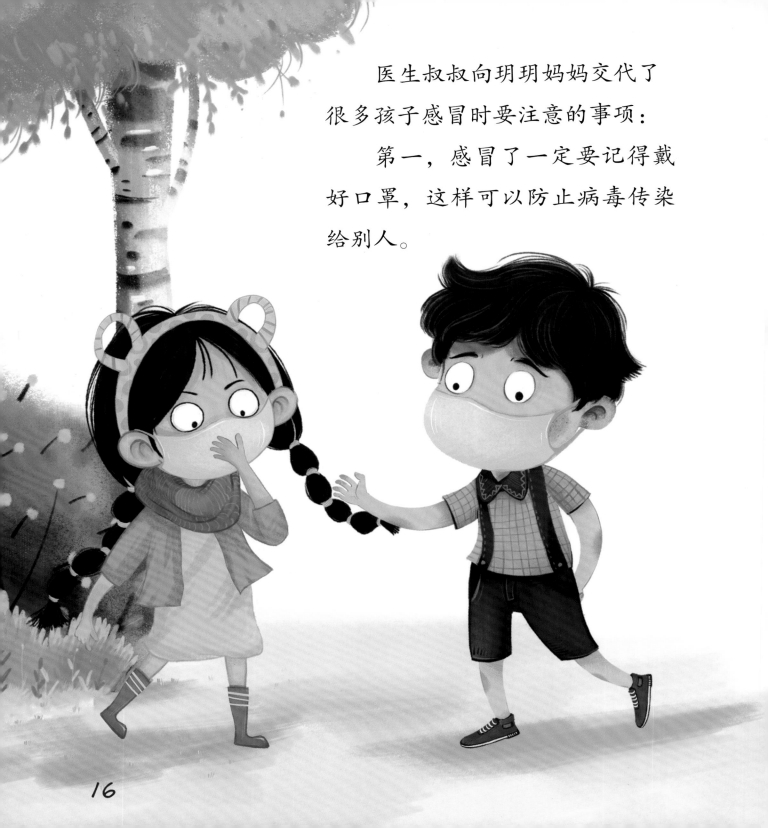

第二，要勤洗手，哗啦哗啦！把病毒冲光光。

第三，要多喝水，促进排汗排尿，把病毒带出身体！

咕咚～咕咚～

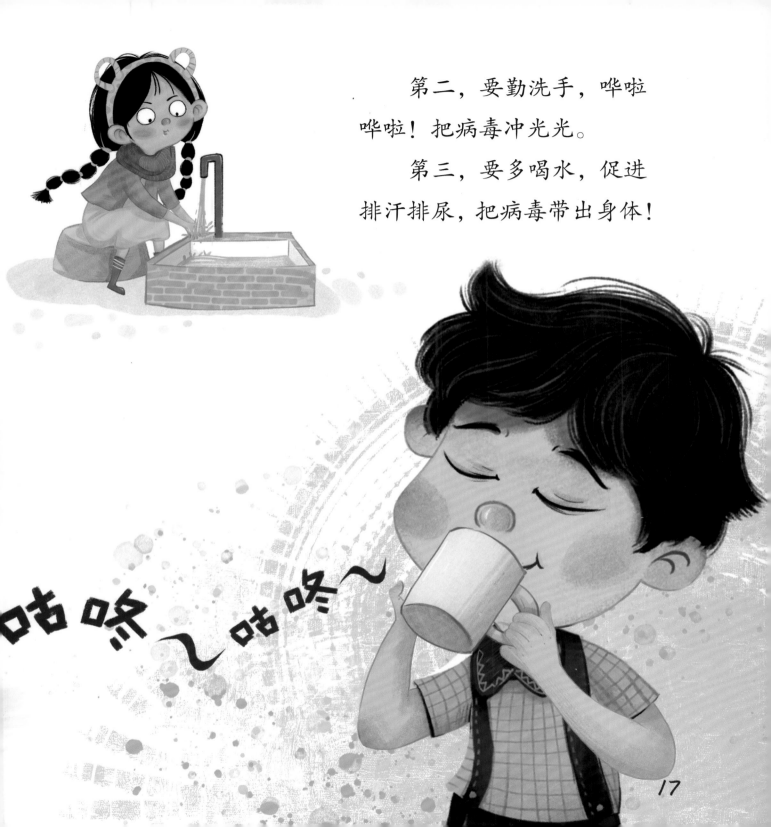

第四，不能和别人共用盘子、碗、勺子、筷子，否则容易把病毒传染给别人。

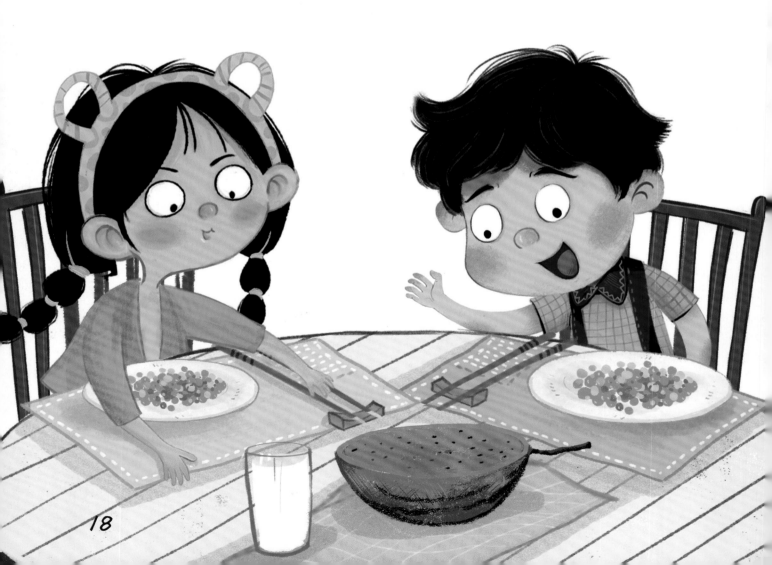

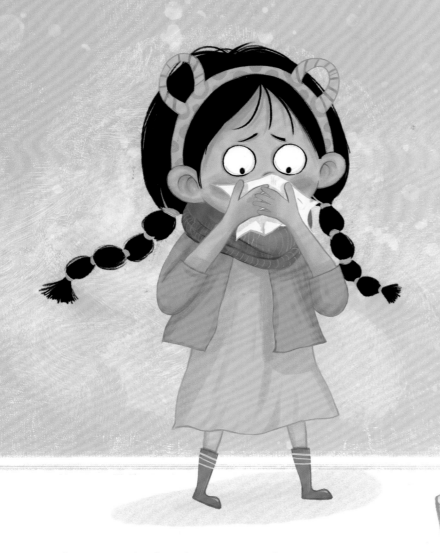

第五，擦鼻涕、吐痰都要用纸巾包好，再扔进垃圾桶。

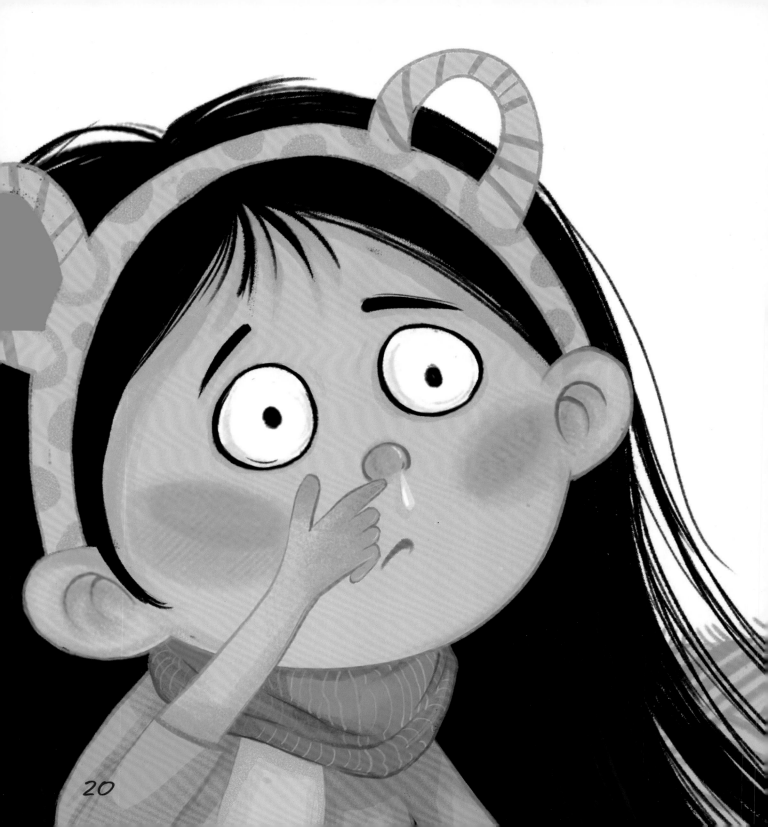

第六，感冒初期，主要症状有流鼻涕、轻微鼻塞、嗓子痛或者感觉身体冷，这个时期要注意多休息，多喝温开水，适当增加衣服保暖。

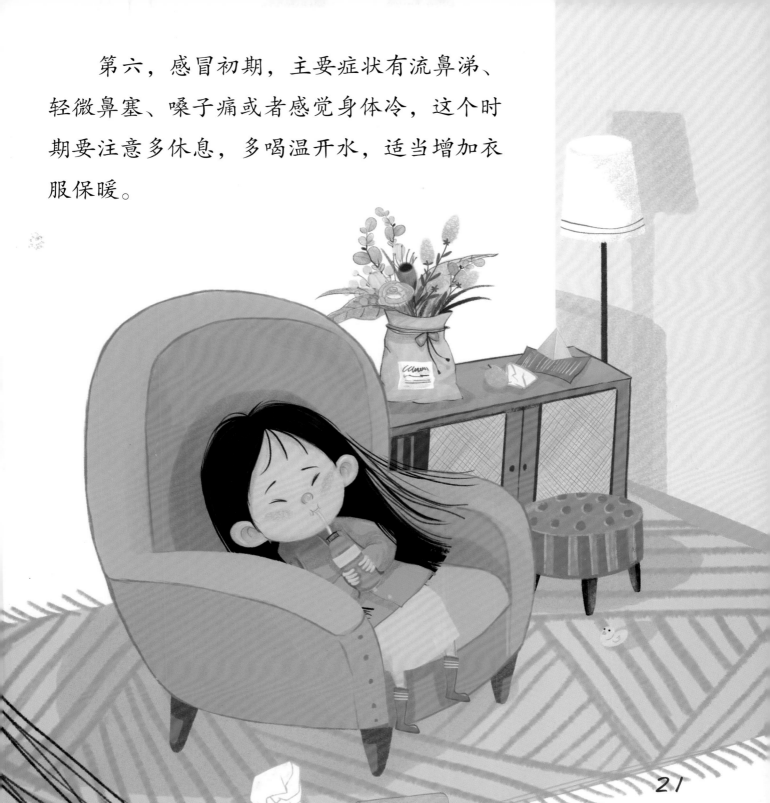

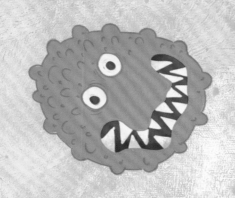

第七，感冒中期，感冒症状变严重了，可能会打喷嚏、咳嗽、咽喉肿痛、胸痛、声音嘶哑、流泪、全身高热、怕冷、头昏脑胀，甚至可能出现肌肉酸痛、腹泻、腹胀、便秘等症状。

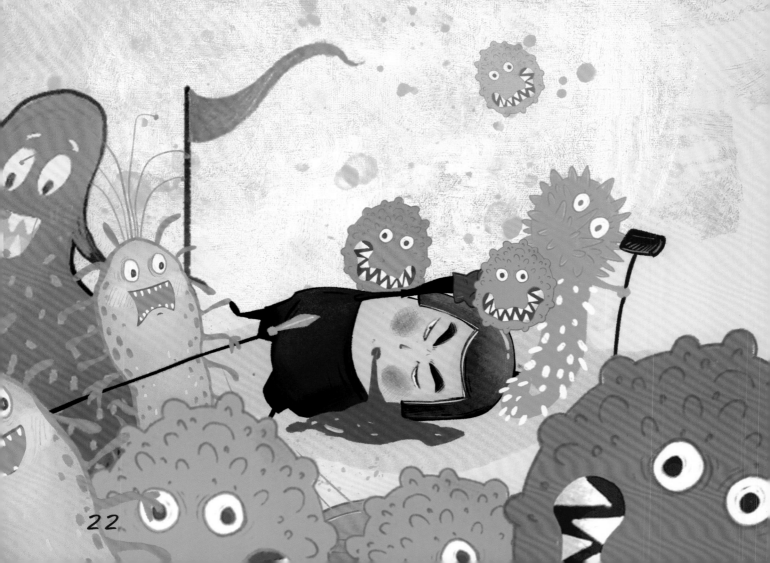

这个时候要记得按时吃药，饮食要清淡，吃容易消化的食物，同样要注意多休息。

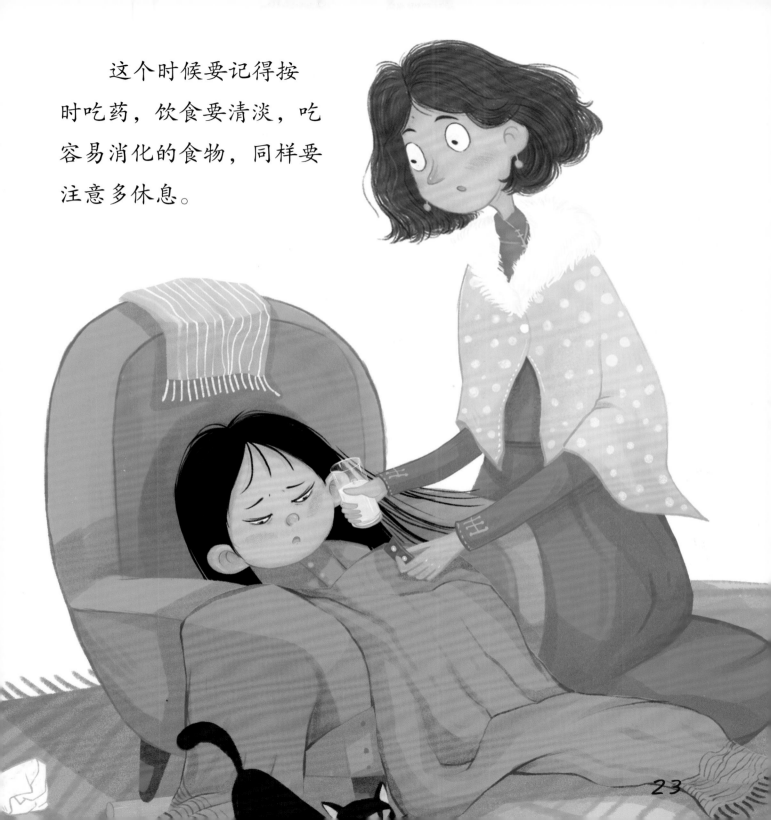

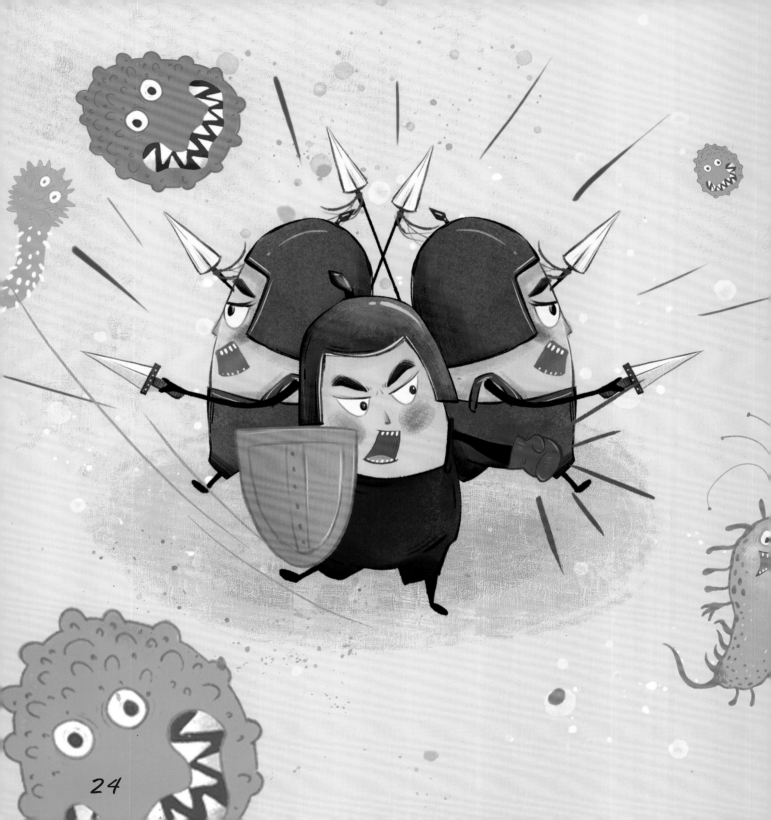

第八，感冒后期，病毒终于减少啦，我们的身体状况明显变好，可能还会有一点点食欲不振、头昏乏力、轻微咳嗽等症状，但是不影响我们活动了。

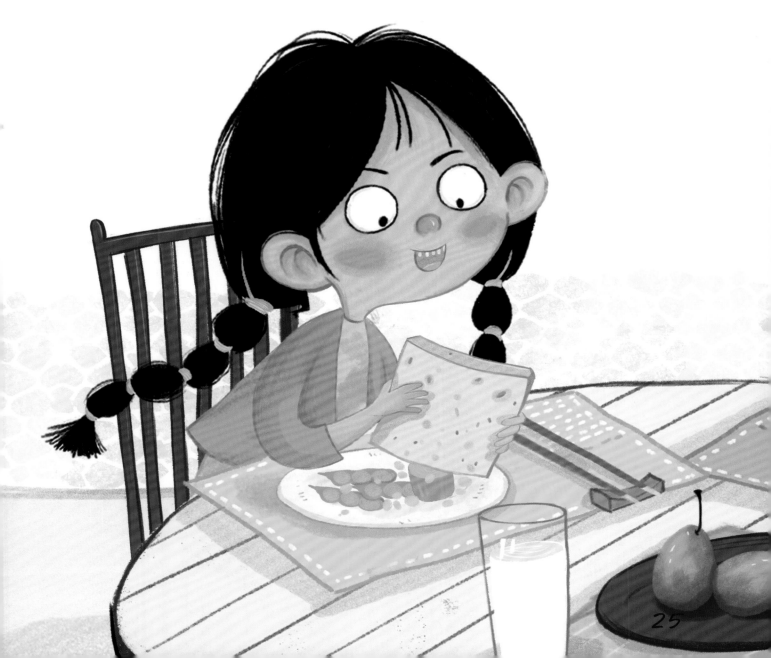

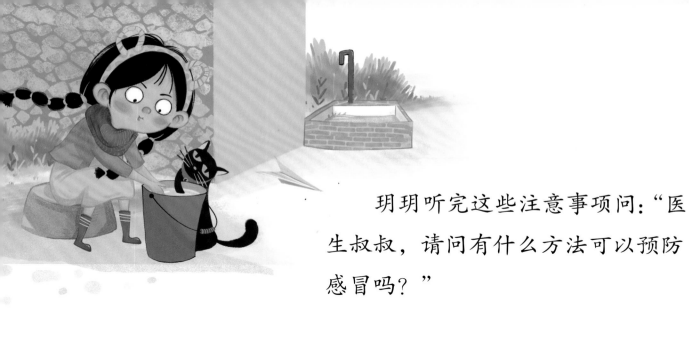

玥玥听完这些注意事项问："医生叔叔，请问有什么方法可以预防感冒吗？"

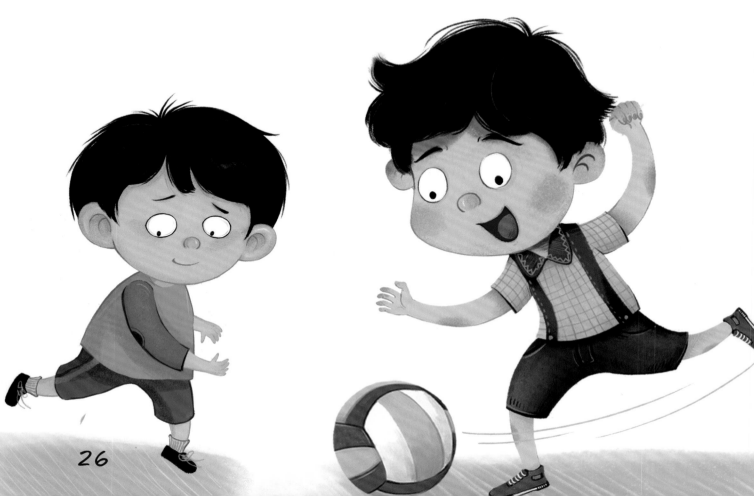

26

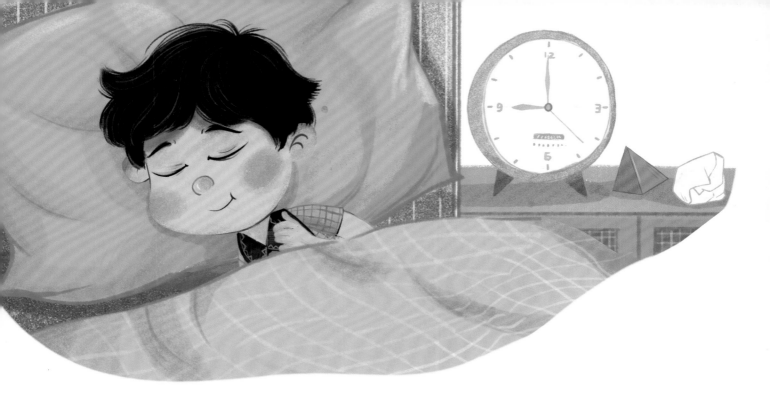

医生回答道："预防感冒的小妙招就是要增强身体免疫力，防止病毒钻进我们身体里。记得勤洗手，勤锻炼，好好吃饭，好好睡觉哦。"

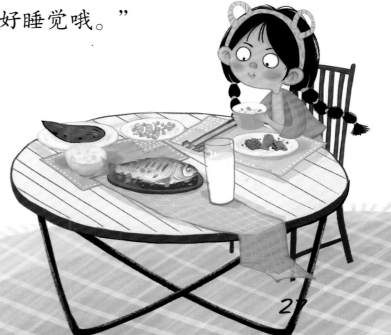

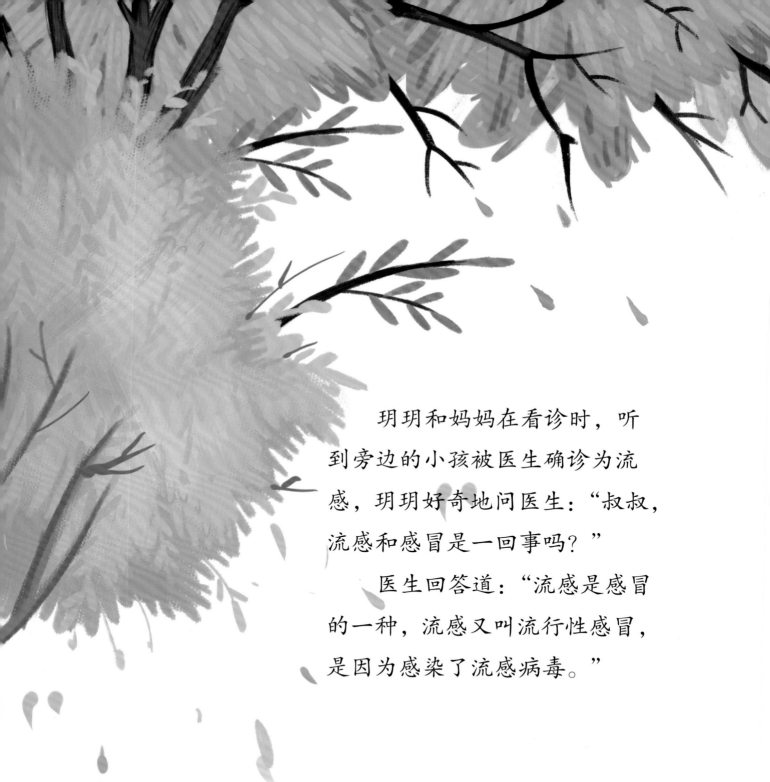

　　玥玥和妈妈在看诊时，听到旁边的小孩被医生确诊为流感，玥玥好奇地问医生："叔叔，流感和感冒是一回事吗？"

　　医生回答道："流感是感冒的一种，流感又叫流行性感冒，是因为感染了流感病毒。"

"流感和感冒的症状很像，大多会出现高热、咳嗽、打喷嚏、流鼻涕、头疼、喉咙痛、发冷、肌肉关节痛、浑身无力等症状，但是流感比感冒更严重。"

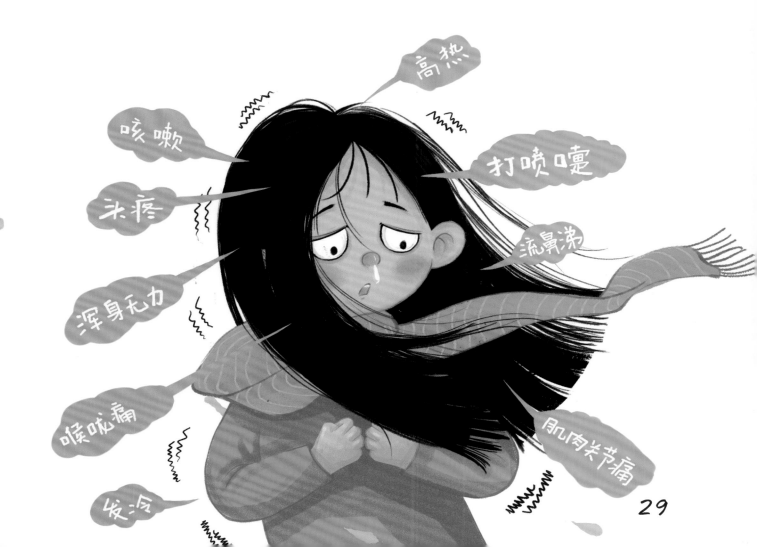

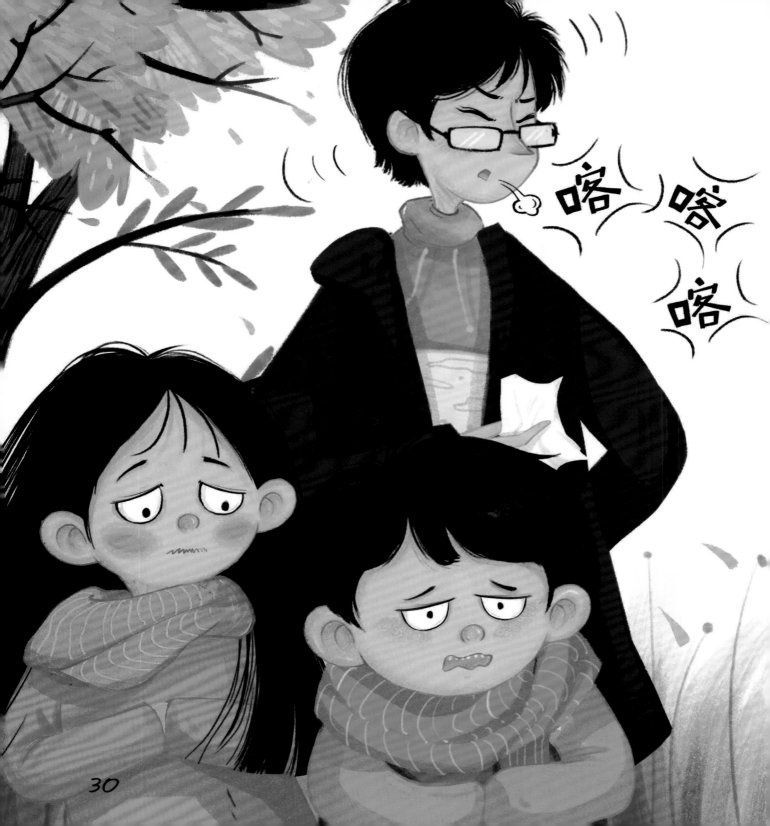

"在每年秋冬季节比较容易发生流感，小孩和大人都容易被感染。流感病毒是个善变的大坏蛋，它每年都会变化，每次都会变成不同的样子，所以我们不容易发现它。"

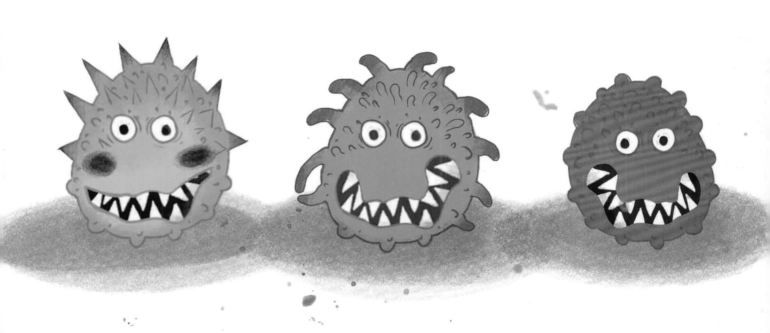

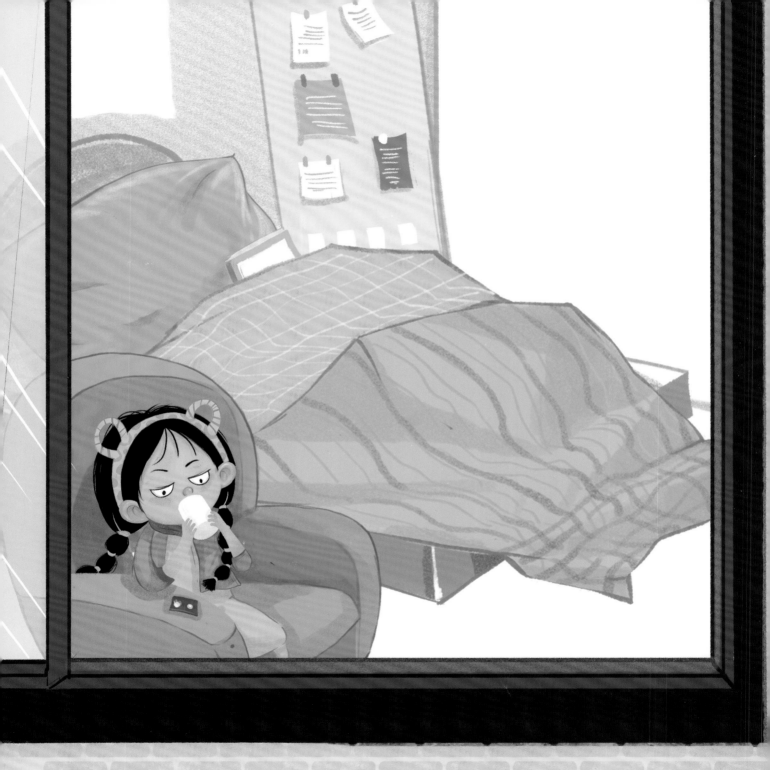

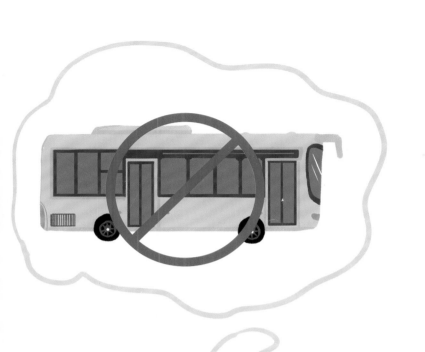
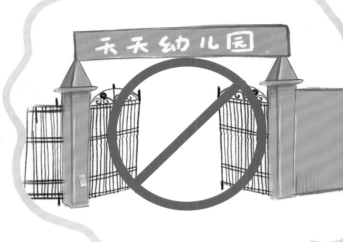

　　"如果得了流感，就要在家好好休息，按时吃药，多喝水，好好吃饭，抵抗病毒，在家里应该注意让空气流通。因为流感具有传染性，所以在生病期间尽量不去公共场合，保护好自己的同时也要保护好别人。"医生耐心地告知玥玥。

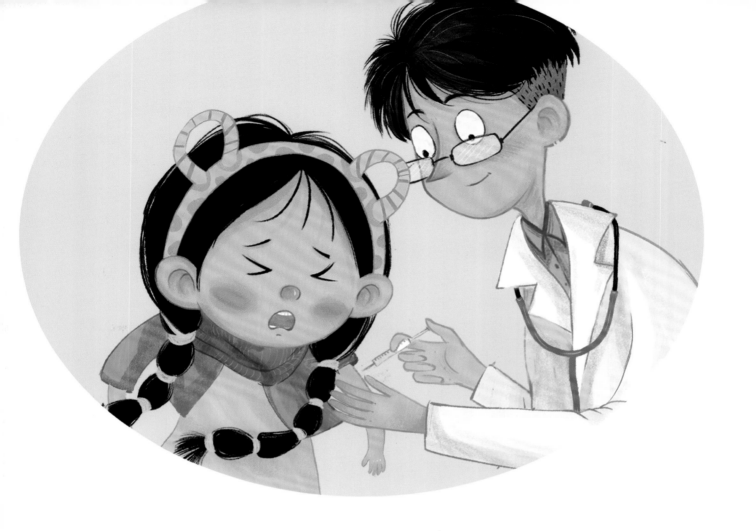

"叔叔，那我们要怎么预防流感呢？"玥玥又问。

"想要预防流感这个大坏蛋，记得要接种流感疫苗哟！在流感流行期间要注意勤洗手，房间要经常开窗通风，出门要戴口罩，不去人多的地方。"医生答道。

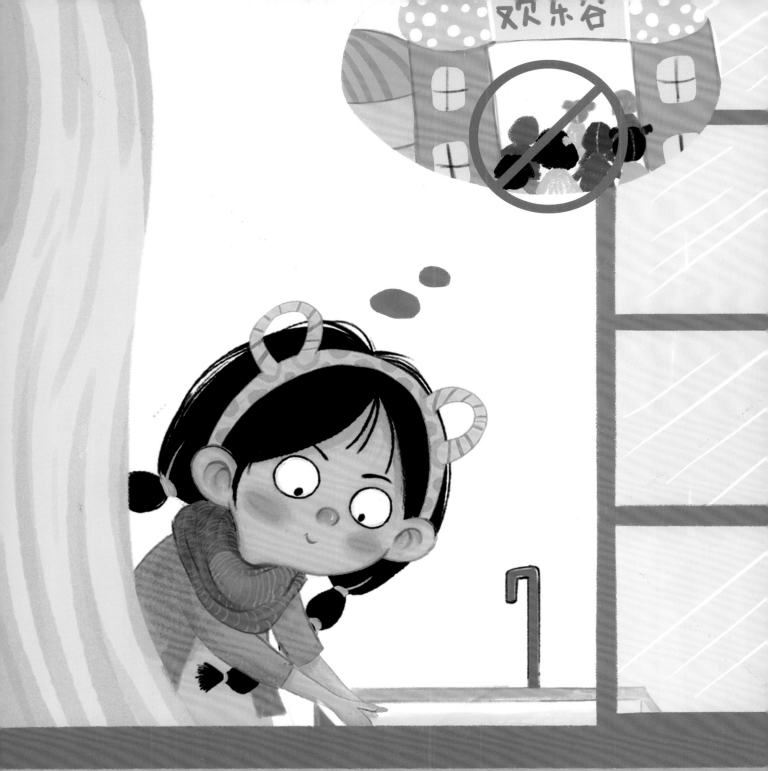

35

给父母的话：

感冒属于自限性疾病，如果孩子症状比较轻，呼吸正常，精神好，食欲好，只是轻微地咳嗽、流鼻涕，可以不用服药，尽量多喝温开水，注意保暖，多休息，一般一周左右就可以自愈。

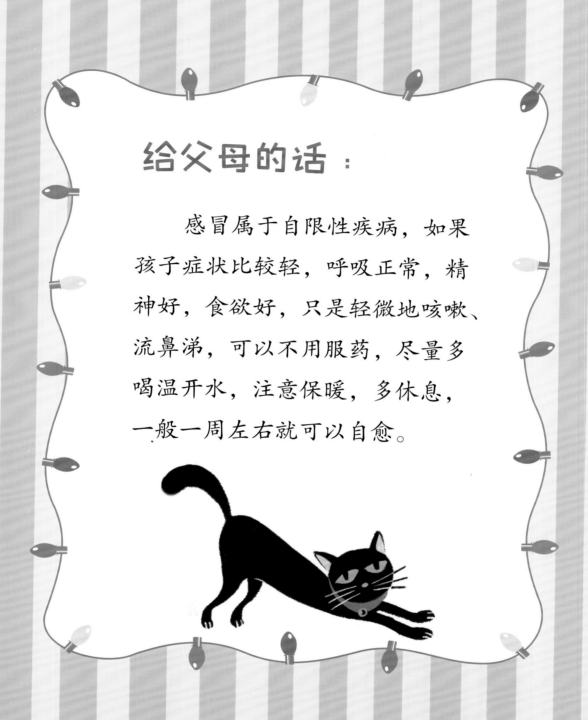

孩子感冒了怎么护理？

★ 让孩子卧床休息，保持室内安静、温度适中、通风良好。

★ 让孩子多喝水，及时给孩子增减衣物，避免受凉或过多地出汗。

★ 减少孩子活动量，让其尽量不要外出，尤其不要去人多的地方。

★ 保证孩子能摄入足量的蛋白质及维生素。

★ 可补充一些易消化、清淡爽口的流质、半流质食物，如稀粥、牛奶、青菜汁等，可减轻孩子消化负担，有利于感冒的好转。

★ 多吃温和、易吞咽或能增进孩子食欲的食物，如山楂、麦芽、陈皮等。

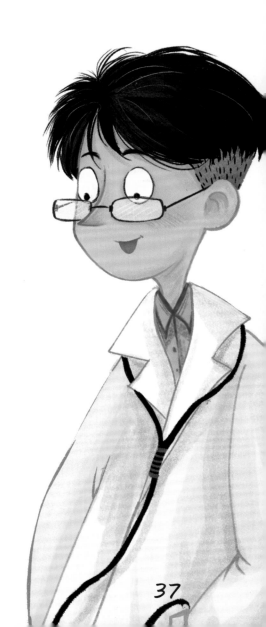

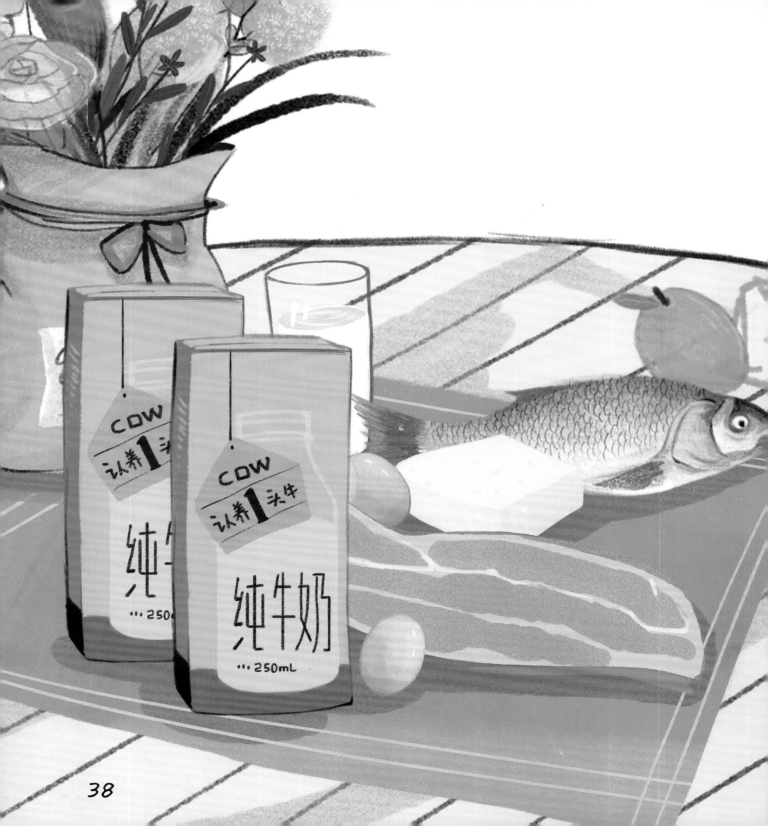

感冒时，可以选择进食以下食物：

★ 富含蛋白质的豆腐、鱼肉、鸡蛋、猪瘦肉、乳制品等。

★ 营养丰富的黄绿色蔬菜，如南瓜、胡萝卜、白菜等。

★ 富含维生素C的水果，如柑橘类或苹果、西瓜、葡萄等。

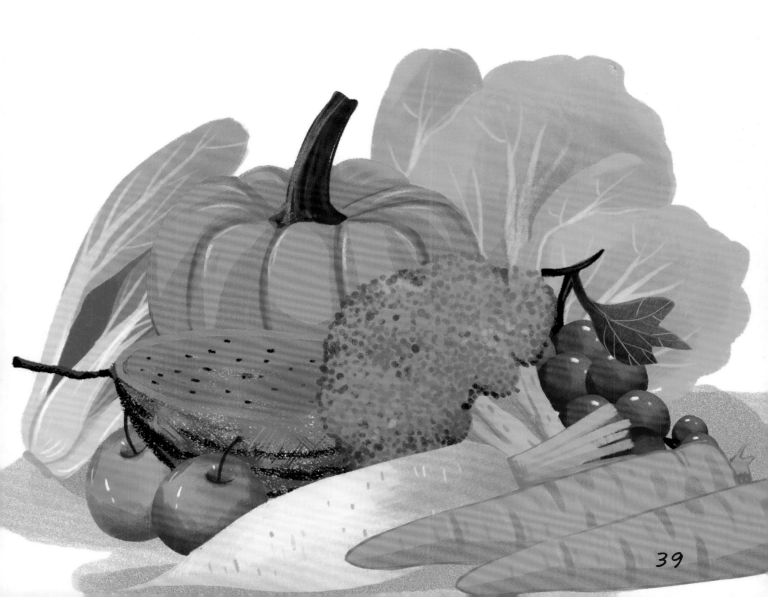

如果孩子有以下情况，一定要马上去医院：

★ 呼吸困难，呼吸急促。

★ 面色灰白，嘴唇发紫。

★ 烦躁不安，情绪不佳。

★ 频繁呕吐，腹痛难忍，拉肚子。

★ 没有精神，浑身无力。

★ 咳嗽很厉害。

★ 持续高热三天以上不退。

★ 胸口疼痛，耳朵痛。

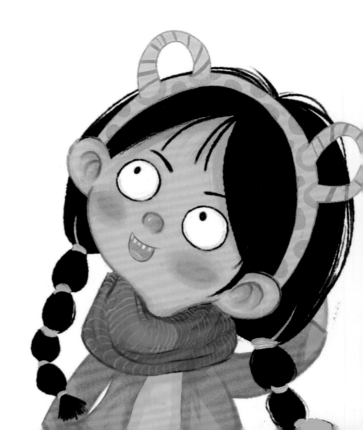